RÉGIME TESTOSTÉRONE

Guide du débutant et plan d'action - 30 aliments naturels pour augmenter votre énergie, libido et votre désir sexuel (Livre en Français / Testosterone Diet French Book)

Par Freddie Masterson

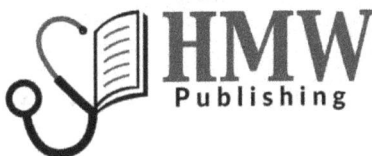

Pour plus d'excellents livres visitez:

HMWPublishing.com

Télécharger un autre livre gratuitement

Je tiens à vous remercier d'avoir acheté ce livre et vous offre un autre livre (tout aussi long et précieux que ce livre), «Remise en forme: 7 erreurs que vous ne savez pas que vous commettez», complètement gratuit.

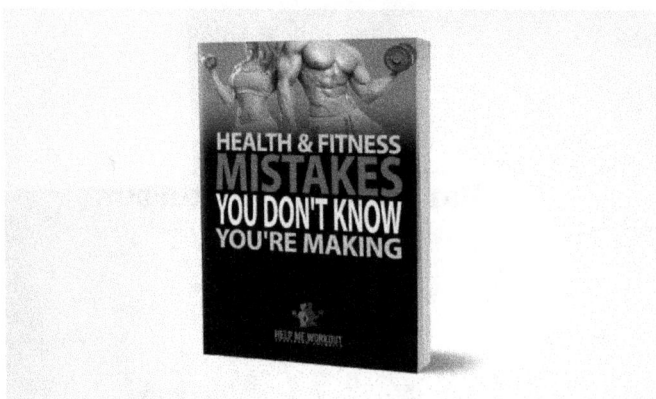

Cliquez sur le lien ci-dessous pour vous inscrire et le recevoir: **www.hmwpublishing.com/gift**

Dans ce livre, je briserai 7 des erreurs de conditionnement physique les plus courantes, certains d'entre les commettent probablement, et je vais vous révéler comment vous pouvez facilement obtenir dans la meilleure forme de votre vie!

En plus de ce livre, vous aurez aussi l'occasion d'obtenir nos nouveaux livres gratuitement, participer à des concours, et recevoir de précieux mails. Encore une fois, voici le lien pour vous inscrire: www.hmwpublishing.com/gift

Table des matières

Chapitre 5 - Comment stimuler votre testostérone naturellement   93

DESCRIPTION DU LIVRE

Cessez de vous sentir fatigué et boostez naturellement votre faible taux de testostérone! Apprennez enfin les étapes et stratégies qui ont fait leurs preuves pour augmenter votre faible taux de testostérone. Si vous l'ignoriez, le fait d'avoir un faible taux de téstosterone entraîne une réduction du developpement musculaire, une baisse de la libido (désir sexuel faible) et le sentiment d'être lent ou paresseux. Cependant, il existe des traitements naturels pour stimuler votre testostérone!

Ce livre vous expliquera le rôle de cette hormone, ce qu'il se passe quand elle est présente dans le corps en trop faible quantité, comment cette hormone fonctionne dans votre corps, de quelle manière son taux peut être réduit, et nous verrons plusieurs façons naturelles pour la stimuler. Ce livre vous fera également découvrir comment vous pouvez surmonter votre peur, et obtenir une libido accrue. Si votre vie sexuelle est perturbée ou que vous prenez du poids sans raison particulière, ce livre sera extrêmement précieux pour vous!

Introduction

Lorsque le mot "testostérone" est mentionné, le première image qui vous vient à l'esprit sont des hommes viriles, qui font du sport, et les culturistes. Vous pourriez aussi penser à la colère, l'agressivité ou la force. Vous pourriez même avoir un flash d'Arnold Schwarzenegger, et vous n'auriez pas tort.

Les experts en santé considèrent que c'est l'hormone mâle la plus importante. En fait, c'est même l'hormone mâle par excellence. D'autre part, même si le taux est considérablement inférieur, les femmes produisent aussi de la testostérone. Ainsi, bien que les deux sexes en produisent, les niveaux de téstosterone provoquent des effets plus importants sur le corps et la santé masculin et de la santé des hommes que chez les femmes.

La téstosterone est le fondement de l'existence des hommes, que cela vous plaise ou non. Donc, connaître son importance et son rôle ainsi que lui donner l'attention qui lui est dûe est essentiel à votre masculinité.

Aussi, avant de commencer, je vous recommande de **rejoindre notre Newsletter** pour être tenu informé des derniers livres publiés ou des promotions à venir. Vous pouvez vous inscrire gratuitement, et en prime, vous recevrez un cadeau gratuit. Notre livre « Santé et Fitness: les erreurs que vous ne savez pas que vous faites »! Ce livre a été écrit pour démystifier, mettre en lumière ce qu'il faut et ce qu'il ne faut pas faire et enfin vous donner les informations dont vous avez besoin pour atteindre la meilleure condition physique que vous ayez connue. En raison de la quantité énorme de désinformation et des mensonges proférés par les magazines et autres «gourous» autoproclamés, il devient de plus en plus difficile d'obtenir des informations fiables. Plutôt que d'avoir à passer par des dizaines de sources biaisées et peu fiables, tout ce dont vous avez besoin pour vous aider dans votre parcours santé et fitness a été résumé dans ce livre pour vous permettre de suivre facilement et d'obtenir immédiatement des résultats pour atteindre vos objectifs de fitness dans le plus court laps de temps possible.

Encore une fois, inscrivez vous à notre Newsletter gratuite par mail et recevez une copie gratuite de ce précieux livre, s'il vous plaît visitez le lien et inscrivez-vous maintenant: **www.hmwpublishing.com/gift**

Qu'est-ce que la testostérone?

La testostérone est l'hormone sexuelle masculine de base chez les hommes, et elle appartient à une classe appelée androgènes, que vous connaissez peut-être mieux comme les stéroïdes, naturels ou synthétiques. Les androgènes sont chargés de réguler le développement et l'entretien des caractéristiques masculines.

Parmi les nombreuses hormones androgènes, la testostérone est la principale hormone androgène chez les hommes, elle est vitale pour le développement sexuel et la reproduction. En fait, elle est chargée d'aider le corps à atteindre la maturité et le prépare à la reproduction sexuée.

Comment le corps crée la Testostérone

Le système endocrinien régule le niveau de testostérone dans le corps. La production de testostérone commence dans le cortex cérébral, la partie très développée, souvent appelée la matière grise et qui comprend environ 2/3 de toute la masse du cerveau.

Le cortex cérébral stimule deux parties du cerveau pour la production de testostérone : l'hypothalamus et l'hypophyse. L'hypothalamus indique à la glande pituitaire le taux de testostérone à produire et celui-ci porte les instructions aux testicules. Cette communication se fait par les hormones et les produits chimiques dans le flux sanguin.

Plus précisément, l'hypothalamus sécrète des gonadotrophines qui libèrent des hormones (GnRH) - qui stimulent la libération de la testostérone chez les hommes et les femmes. La glande pituitaire sécrète l'hormone lutéinisante (LH) et l'hormone folliculo-stimulante (FSH), qui se déplace par l'intermédiaire de la circulation sanguine vers les parties du corps produisant la testostérone pour stimuler la production et la libération de testostérone. C'est le matin que le processus est le plus actif, et il commence à décliner dès qu'il ya un taux suffisant de testostérone dans le sang. Le processus devenant moins actif la nuit.

Quel est le rôle de la testostérone chez les hommes?

Chez les hommes, les testicules sont les principaux producteurs de testostérone. Une fois que l'hormone lutéinisante est dans le sang, les cellules de Leydig des testicules convertissent le cholestérol en testostérone.

Les glandes surrénales au sommet des reins produisent aussi de la testostérone, mais seulement en petites quantités. Plus précisément, le cortex externe ou la couche externe des glandes surrénales produisent des androgènes ou des hormones de la famille des stéroïdes mâles, y compris la testostérone. D'autre part, la moelle épinière ou les noyaux internes des glandes surrénales produisent des hormones de stress, y compris le cortisol et l'adrénaline.

Chez les hommes, la testostérone est responsable d'un bon nombre des caractéristiques physiques spécifiques aux hommes adultes. C'est l'androgène qui est impliqué dans le développement des organes sexuels avant la naissance.

Plus précisément, cette hormone est responsable du développement d'organes sexuels mâles chez les garçons à l'état d'embryon . Après la naissance, elle est responsable de transformation d'un garçon en un homme pendant la puberté, permettant aux organes sexuels de se développer et devenir fonctionnels. De plus elle a aussi un rôle à jouer dans les modifications suivantes:

- La construction et l'entretien de la masse musculaire et la force
- La production de spermatozoïdes
- La pousse des poils du visage et du corps
- L'abaissement de la voix
- La libido
- Développement du pénis, des testicules et de la prostate
- La croissance de la pomme d'Adam
- La voix devient plus grave
- Élargissement des épaules et de la cage thoracique

- Développement du menton et de la mâchoire - le visage est remodelé

- Croissance

- Changements des comportements agressifs et sexuels

- La répartition des graisses

- la production de globules rouges

Quel est le rôle de la testostérone chez les femmes?

Chez les femmes, les ovaires produisent en grande partie la testostérone, et les glandes surrénales en sécrètent aussi. Dans le corps des femmes, l'hormone folliculo-stimulante de l'hypothalamus stimule la sécrétion d'hormones lutéinisante et folliculo-stimulante, qui initient la production de testostérone en quantités très limitées, principalement pour la reproduction. Bien que les femmes produisent des quantités significativement

18

plus faibles, de façon surprenante, cette hormone joue un rôle vital pour elles aussi, en particulier dans le bon fonctionnement des aspects suivants:

- Force musculaire

- Densité osseuse

- Libido

- Développement du clitoris

Toutefois, lorsque les femmes ont trop de testostérone dans leur corps, cela provoque la calvitie masculine héréditaire, un cycle menstruel irrégulier, la croissance excessive de poils et un développement des caractéristiques du corps masculin. Douche froide !

LE NIVEAU DE TESTOSTÉRONE DANS LE CORPS N'EST PAS CONSTANT

Après la puberté, lorsque le corps est suffisamment mature pour la reproduction, le système endocrinien produit de la testostérone en continu, les niveaux d'hormones changent constamment.

Les niveaux de testostérone sont à leur plus haut le matin et le plus bas dans la soirée. Souvent, divers facteurs et conditions qui affectent la sécrétion d'hormones poussent le système endocrinien à produire de faibles niveaux de testostérone dans le corps. Très rarement , le système endocrinien indique au corps de créer trop de testostérone.

Comme mentionné précédemment, le système endocrinien contrôle la production de testostérone sur les ordres du cortex cérébral, et ce processus est actif dans la matinée. Comme le niveau de l'hormone dans votre sang augmente, le corps envoie un message au cerveau, plus précisément à l'hypothalamus, pour supprimer la sécrétion de gonadotrophine libérant des hormones. Ce processus, à son tour, stimule la glande pituitaire pour supprimer la production de l'hormone lutéinisante, ce qui diminue généralement la quantité de testostérone la nuit. Cependant, plusieurs facteurs peuvent influer sur la production et la suppression de la testostérone.

Lorsque le corps est incapable de stimuler, produire, réglementer et de normaliser le niveau de testostérone - trop peu ou trop - cela peut créer divers problèmes de santé. Ainsi, il est essentiel de déterminer si votre taux de testostérone est bien dans la norme. Un simple test sanguin pourra déterminer si votre production d'hormones mâles est anormale. Une fois que vous aurez determiner l'etat du niveau de testostérone dans votre corps, vous pourrez décider du traitement le plus appropré pour améliorer votre problème hormonal de manière efficace.

Maintenant que vous connaissez le rôle que peut avoir la testostérone dans les divers changements importants, ainsi que l'évolution du corps subie avant et pendant la puberté chez les hommes et femmes, nous approfondirons le sujet en nous concentrant sur l'importance de la testostérone. Nous allons également aborder la façon dont l'âge et diverses conditions affectent les niveaux de testostérone et les autres facteurs, ainsi que les habitudes personnelles qui réduisent la quantité de la sécrétion de testostérone. De plus, nous allons discuter de ce que vous pouvez faire pour stimuler naturellement la production de testostérone .

Si vous pensez que votre corps produit trop peu ou trop de testostérone, allez chez le médecin et passez des examen afin de vérifier. Une fois que vous aurez officiellement déterminé votre niveau de testostérone, vous pourrez commencer à stimuler et booster ou réguler et normaliser votre taux de testostérone.

Les points Clés:

- La testostérone appartient à une famille d'hormones sexuelles mâles appelées androgènes sécrétées et réglementées par le système endocrinien, principalement par l'hypothalamus et l'hypophyse, obéissant ainsi aux "ordres" donnés par le cortex cérébral.

- l'hypothalamus sécrète des gonadotrophines qui libèrent des hormones (GnRH) - qui stimulent la libération de la testostérone chez les hommes et les femmes. La glande pituitaire sécrète l'hormone lutéinisante (LH) et l'hormone folliculo-stimulante (FSH), qui se déplace par l'intermédiaire de la circulation sanguine vers les parties du corps produisant la testostérone pour stimuler la production et la libération de testostérone.

- Une fois que l'hormone lutéinisante est dans le sang, les cellules de Leydig des testicules convertissent le cholestérol en testostérone.

- La testostérone est l'hormone mâle par excellence. Elle est responsable des caractéristiques physiques spécifiques aux hommes adultes.

- La sécrétion de testostérone est la plus active le matin, et commence à décliner dès qu'il y a un taux suffisant de testostérone dans le sang, et devient moins actif la nuit.

- Les glandes surrénales au sommet des reins produisent aussi de la testostérone, mais seulement en petites quantités. Plus précisément, le cortex externe ou la couche externe des glandes surrénales produisent des androgènes ou des hormones de la famille des stéroïdes mâles, y compris la testostérone. D'autre part, la moelle épinière ou les noyaux internes des glandes surrénales produisent des hormones de stress, y compris le cortisol et l'adrénaline.

- Les femmes sécrètent également la testostérone, mais en quantité très limitée et principalement pour la reproduction.

- Lorsque le corps est incapable de stimuler et produire, ainsi que de réguler et normaliser les niveaux de testostérone - trop peu ou trop - cela peut créer divers problèmes de santé. Ainsi, il est essentiel de déterminer si votre taux de testostérone est bien dans la norme.

- Un simple test sanguin déterminera si vous avez une production anormale de l'hormone mâle.

Chapitre 1 - L'hormone Merveilleuse, la testostérone

Le rôle de la testostérone est important dans le développement humain, dans le corps masculin tout comme le corps féminin, en particulier pour aider à préparer à la reproduction et les traits physiques des hommes et des femmes. Dans un sens très littéral, plus il y a de testostérone dans un corps, plus il devient viril. Alors qu'arrive-t-il au corps quand il a trop ou trop peu de testostérone? Jetons un coup d'oeil.

QUELS SONT LES TAUX NORMAUX DE TESTOSTÉRONE?

Déterminer le taux de testostérone dans le corps est assez compliqué. On en distingue deux types la testostérone libre et la testostérone totale. Quelle est la différence?

Une personne peut avoir un taux élevé de testostérone totale dans le corps, mais un taux de testostérone libre faible. Ce dernier est la quantité de testostérone que le corps peut utiliser facilement ou dissocier des protéines qui les portent - l'albumine et la globuline liant les hormones sexuelles.

Un simple test sanguin peut aider à déterminer le taux de testostérone total, et le taux de testostérone libre dans votre corps. La quantité est souvent exprimée en en nanogramme (milliardième de gramme) par décilitre [un dixième de litre] (de sang), ou ng / dL.

Les taux normaux de testostérone chez les hommes

- La testostérone totale - 270 à 1070 ng / dL, avec une moyenne d'environ 679 ng / dL.

- La testostérone libre - 9 à 30 ng / dl, avec une moyenne d'environ 2 à 3% du total des niveaux de testostérone

Les taux normaux de testostérone chez les femmes

- La testostérone totale - 15 à 70 ng / dl.

- La testostérone libre - 0,3 à 1,9 ng / dL, avec une moyenne d'environ 2 à 3% du total des niveaux de testostérone

LES TAUX «NORMAUX» DE TESTOSTÉRONE VARIENT

Comme vous pouvez le voir à partir des données ci-dessus, les fourchettes de taux "normaux" de testostérone sont assez larges. Un niveau de testostérone qui est sain pour une personne pourrait signifier hypogonadisme (faible taux de testostérone) pour une autre.

Par conséquent, en plus des taux de testostérone totale et libre réelle, vous devez également prendre en compte les différents symptômes que vous éprouvez pour déterminer si vous êtes bien dans votre taux normal de testostérone. Par exemple, un homme d'âge moyen pourrait ne présenter aucun symptôme de faible taux de testostérone lorsque le taux total de leur testostérone tombe en dessous de 400 ng / dL, tandis qu'un jeune homme pourrait montrer des signes d'hypogonadisme, dont nous parlerons plus loin dans le chapitre 4.

QU'EST-CE QU'IL SE PASSE QUAND LE CORPS CONTIENT TROP DE TESTOSTÉRONE ?

Bien que ce soit plus rare que hypogonadisme ou un faible taux de testostérone, le corps peut aussi produire des quantités élevées de T-hormones, et les effets dépendent à la fois du sexe et de l'âge.

Taux élevé de testostérone chez les femmes

Comme nous l'avons mentionné plus haut, la testostérone est l'hormone sexuelle mâle, et les femmes ne sécrètent que 10 à 20 pour cent de la quantité produite par les hommes. Trop de testostérone chez une femme peut faire des ravages sur le corps, principalement parce que leur système est plus sensible au taux de diverses hormones.

Des quantités excessives de testostérone dans un corps féminin peut entraîner une voix plus grave, une augmentation de l'acné ou de la pilosité, et un cycle menstruel irrégulier. Des niveaux élevés d'hormones mâles, comme la testostérone, peut aussi causer l'infertilité et le syndrome des ovaires polykystiques, ce qui peut entraîner des problèmes de santé à long terme, tels que les maladies cardiaques et le diabète.

Taux élevé de testostérone chez les hommes

Quand les garçons ont des niveaux élevés de testostérone, la puberté peut commencer trop tôt. Dans de rares cas, certains types de tumeurs chez les garçons provoquent une sécrétion de testostérone plus tôt que d'habitude. Cependant, un niveau très élevé de testostérone n'entraîne pas nécessairement d'effets indésirables chez les hommes. Un taux de testostérone au dessus de la moyenne peut en fait être bénéfique, et même avoir des résultats positifs chez les hommes.

Lorsque votre niveau de testostérone est au-dessus 1000 ng / dl., vous êtes dans le même cas que 2.5 pour cent des hommes. Il est intéressant de noter que les hommes avec un taux de testostérone supérieur à la moyenne présentent les caractéristiques suivantes:

• Confiant, affirmé, et sociable

• Plus heureux

• Plus énergique et potentiellement plus travailleurs

• Motivé et et très ambitieux

- Forte libido, érections fortes, temps de réponse plus rapide et période de repos plus courte

- Une concentration accrue et une plus grande capacité à accomplir des tâches mentales complexes

- Augmentation importante de la masse musculaire et de la force

- Taux de graisse corporelle plus faible et le taux métabolique de base plus important

- Coeur en bonne santé

- Esprit plus clair

A quel moment un taux de testostérone élevé devient trop élevé ?

Cependant, le taux de testostérone trop élevé peut avoir des effets néfastes pour la santé des hommes comme une prostate hypertrophiée, la perte de cheveux, l'infertilité et l'acné sur les épaules et le dos, ainsi que les signes et les symptômes suivants:

Faible nombre de spermatozoïdes

Trop de testostérone peut surcharger le système reproducteur, ce qui provoque des problèmes de reproduction. La production de spermatozoïdes diminue alors de manière significative, et peut même s'arrêter jusqu'à ce que le corps régule et abaisse les niveaux de testostérone.

Rétrécissement des testicules

Des niveaux excessivement élevés de testostérone peuvent complètement arrêter l'activité des testicules en provoquant leur rétrécissement. Si vous remarquez un rétrécissement significatif de la taille de vos testicules, vous devez consulter votre médecin immédiatement. Les hommes qui subissent la thérapie de remplacement de la testostérone sur une période prolongée peuvent être sujets à un rétrécissement des testicules.

Les sautes d'humeur, la colère, l'impulsivité et l'agressivité

Les hommes ayant trop de testostérone peuvent passer d'un état heureux à furieux ou déprimé d'une seconde à l'autre. Il n'y a généralement pas de déclencheur à ce changement d'humeur, et toute émotion ressentie est exagérée. Il est également plus difficile pour eux de contrôler les émotions, en particulier la colère, dû à un déséquilibre de la testostérone. Ils ont tendance à agir sans penser aux conséquences, à être hostiles, agissant généralement avec beaucoup d'agressivité. Ils ont souvent impliqués dans les bagarres avec d'autres hommes.

Dépression

Un taux de testostérone excessivement haut perturbe l'équilibre hormonal, ce qui provoque la dépression. En plus de la perte d'intérêt pour les activités dont ils jouissent en général et de la tristesse, une personne déprimée éprouve aussi des douleurs musculaires, la perte d'appétit, la fluctuation du poids et elle peut dormir trop longtemps ou au contraire être insomniaque

Prédisposition aux habitudes addictives

Les recherches suggèrent que les hommes ayant un taux de testostérone supérieur à la moyenne ont tendance à fumer, consommer des boissons alcoolisées et à avoir des comportements à risque, qu'ils soient liés aux risques de blessures, à l'activité sexuelle, et même aux activités criminelles.

À quelle fréquence devrais-je vérifier mon taux de testostérone ?

Une chose importante à garder à l'esprit lorsque vous essayez d'augmenter votre taux de testostérone est qu'un taux de testostérone élevé sur une longue période peut causer des dommages. Pour vous assurer que votre taux se situe dans la fourchette saine, vous devez commencer à le surveiller tous les 5 ans, en commençant à l'âge de 35 ans.

Si votre taux de testostérone est bas ou si vous éprouvez les symptômes et les signes d'hypogonadisme (voir chapitre 4), vous devez considérer la thérapie de remplacement de testostérone. Cependant, ce remède nécessitera une surveillance constante de votre taux de testostérone, car trop une trop grande quantité peut entraîner des effets secondaires indésirables cités ci-dessus ainsi que du stress.

Si vous avez un taux de testostérone faible, la meilleure façon de stimuler et augmenter votre production de testostérone est de suivre les stratégies que nous présenterons au chapitre 5. De plus, trouver l'équilibre de testostérone qui vous convient est tout à fait possible avec l'aide de votre médecin, il faudra aussi vérifier votre taux de testostérone avant le début du traitement et le surveiller régulièrement à l'avenir.

Les points clés:

* La testostérone prépare les corps féminins et masculins à la reproduction et au développement de certaines caractéristiques physiques chez les deux sexes.

* La quantité de testostérone peut être distinguées en deux parties: testostérone libre et testostérone totale.

- Une personne peut avoir un niveau élevé de testostérone totale dans le corps, mais avoir un faible taux de testostérone libre .

- La testostérone libre est la quantité de testostérone que le corps peut utiliser facilement ou dissocier des protéines qui les portent - l'albumine et la globuline liant les hormones sexuelles.

- La testostérone totale chez l'homme est comprise entre 270 et 1070 ng / dL, avec une moyenne d'environ 679 ng / dL.

- La testostérone libre chez les hommes varie de 9 à 30 ng / dl, avec une moyenne d'environ 2 à 3% du total des niveaux de testostérone

- La fourchette de taux "normaux" de testostérone est assez large. Un taux de testostérone considéré comme sain pour une personne pourrait indiquer un hypogonadisme (faible taux de testostérone) pour une autre.

- Avec les taux de testostérone totale et libre, vous devez également prendre en compte les différents symptômes que vous éprouvez pour déterminer si votre production de testostérone se trouve bien dans votre 'norme' ou si ces quantités sont trop faibles.

- Lorsque votre niveau de testostérone est au-dessus 1000 ng / dl., vous êtes dans le même cas que 2.5 pour cent des hommes.Cela signifie que vous êtes plus viril que la plupart des hommes.

- Les taux de testostérone trop élevés ont des effets graves et néfastes sur la santé des hommes.

- Les hommes doivent commencer à surveiller leur taux de testostérone tous les 5 ans, en commençant à l'âge de 35, pour vérifier que ces quantités se situent dans la norme.

Chapitre 2 - Comment la testostérone bénéficie au corps et affecte la santé

Les hormones dans notre corps sont à peu près à mi-chemin entre remarquables et merveilleuses. Il y a une liste des avantages qu'elles apportent qui sont surprenants. Enfin, il est aussi important de comprendre que cette hormone n'est pas seulement synonyme de masculinité , elle est en fait utile et bonne pour votre santé. Il y a plusieurs aspects négatifs qui sont entraînés par les taux de testostérone bas; voici ce qui peut être considéré comme les avantages qui vont avec la testostérone:

COMBAT LA DÉPRESSION

La testostérone aide à combattre la dépression. Des études montrent que les hommes ayant un taux de testostérone faible présentent plus de symptômes de dépression. En outre, les recherches indiquent que les hommes souffrant de dépression ont déclaré se sentir beaucoup mieux et être de meilleure humeur après avoir reçu un traitements de remplacement de testostérone.

PERTE DE GRAISSE

Les hommes ont généralement moins de graisse que les femmes. Des études récentes indiquent que les hormones mâles suppriment la capacité des cellules de graisse spécifiques de stocker des lipides en bloquant le signal qui permet la fonction des adipocytes ou le stockage de l'excès d'énergie (glucose) sous forme de graisse pour des périodes plus longues. De plus, les androgènes augmentent le niveau d'adrénaline (noradrénaline ou l'adrénaline), qui favorise la libération des graisses stockées là où elles se trouvent dans le corps, ce qui peut vous aider à brûler efficacement les graisses et augmenter votre métabolisme même au repos.

L'augmentation du taux d'adrénaline qui permet au corps d'utiliser "gratuitement" le glucose (graisse) stocké réduit la quantité de sucre circulant dans le sang, ce qui, à son tour, réduit la quantité de sécrétion d'insuline. L'insuline est l'hormone qui métabolise le glucose en énergie.

En bref, quand vous avez un taux de testostérone faible, votre corps a aussi un taux d'adrénaline faible. Cela signifie que le corps ne peut donc pas utiliser les graisses et prévenir l'accumulation de graisse de manière efficace, ce qui est terrible pour votre santé. L'excès de graisse est une des autres causes de diminution du taux de testostérone , le corps puise alors dans la réserve d'androgènes, déjà faible.

De plus, lorsque le niveau de testostérone diminue, le niveau d'oestrogène augmente. C'est la théorie qui explique pourquoi les hommes obèses ou gros ont des niveaux plus élevés d'oestrogène et des niveaux plus bas de testostérone.

En gros, tout ce que vous devez faire c'est augmenter la quantité de testostérone dans votre corps pour briser le cercle vicieux d'avoir des graisses, et enfin être en meilleure santé. Dans une autre étude, une personne a rapporté qu'il avait perdu du poids, et sa graisse corporelle était passée de dix-huit pour cent à douze pour cent.

STIMULER LA CROISSANCE MUSCULAIRE ET LA MASSE

Si vous demandez à des amateurs de gym comment vous pouvez rapidement prendre du muscle et perdre de la graisse, ils vous diraient probablement «testostérone» ou «stéroïdes», et ils auraient raison. Les androgènes sont les hormones principales qui favorisent la croissance musculaire. Cependant, cela va dépendre de la relation de la testostérone par rapport à d'autres hormones, en particulier l'adrénaline, l'insuline et l'hormone de croissance humaine.

L'hormone de croissance ou somatotropine ou hormone de croissance humaine stimule la reproduction cellulaire, la régénération et la croissance, elle est donc vitale pour le développement humain. C'est une hormone naturelle produite par la glande pituitaire, et la majorité de la sécrétion se produit pendant le sommeil.

En vieillissant, la production d'hormone de croissance diminue et cela peut conduire à une diminution de la masse musculaire maigre, un manque d'énergie et augmenter la graisse corporelle. De plus, les personnes ayant un taux d'hormones de croissance réduite ont tendance à avoir une masse graisseuse excessive. Ils ont également une résistance à l'exercice réduite et moins de force.

Vous avez appris plus tôt qu'un taux élevé de testostérone augmente la production d'adrénaline, ce qui permet au corps d'utiliser le glucose comme énergie. Réciproquement, cela diminue le taux d'insuline dans le sang. Lorsque la sécrétion d'insuline diminue, la production de plus hormone de croissance humaine est favorisée, une hormone qui brûle efficacement la graisse.

De plus, une augmentation d'hormones de croissance dans le corps augmente les quantités de facteur de croissance analogue à l'insuline I (IGF-I) en circulation, qui régulent également la croissance. L'augmentation des hormones de croissance et de l'IGF-I se traduit par la croissance de la masse musculaire, ainsi que l'augmentation de la force musculaire.

Assurez-vous de faire vérifier votre taux de testostérone si vous envisagez de commencer à faire du sport à la salle de gym pour augmenter votre masse musculaire et votre force. Suivez ensuite les méthodes concrètes présentées au chapitre 5 afin d'élever votre taux de testostérone naturellement.

MAINTIEN D'UN COEUR SAIN

Quand on parle du corps humain, le cœur est de la plus haute importance, et on devrait toutes et tous prendre des mesures supplémentaires pour assurer sa sécurité et son bien-être. La testostérone vous aide aussi à renforcer le muscle qui pompe le sang dans le corps et lutter contre les maladies. Une étude, parmi les recherches en cours, nous explique comment la testostérone aide à combattre les maladie cardio-vasculaire, dans le sens où l'hormone renforce votre système cardio-vasculaire, donc vous protège des maladies et des troubles connexes du système cardio-vasculaire.

MAINTENIR LES OS SOLIDES

Nous savons que nos os doivent être solides et dans un bon état général, sans quoi il nous serait difficile d'assurer toutes les différentes tâches de la vie quotidienne. La testostérone contribue également à rendre vos os solides. Les hommes âgés risquent très probablement d'être atteints d'ostéoporose, et en vieillissant, la testostérone diminue également. La vieillesse combinée à de faibles taux de testostérone ne font pas bon ménage et cela rend vos os plus faibles. Le processus est simple; lorsque la densité osseuse s'intensifie, cela empêche d'absorber les minéraux, donc il y a une mauvaise absorption osseuse. Alors, pensez au traitement pour augmenter votre taux de testostérone.

AUGMENTATION DE LA LIBIDO

La testostérone est l'hormone qui est responsable de vos fonctions sexuelles, de vos envies ou des érections. Donc, si votre libido est faible ou diminuée, si vous souffrez d'une dysfonction sexuelle, vous savez ce qu'il faut blâmer. Oui, c'est bien le faible taux de testostérone qui peut être responsable de vos dysfonctionnements érectiles, des dysfonctionnements sexuels et une faible libido. Si vous remarquez une forte diminution de votre vie sexuelle, assurez-vous de vérifier votre taux de testostérone!

GARDE L'ESPRIT VIF

La maladie d'Alzheimer est l'une des maladies les plus redoutées. Avec pour point de départ votre cerveau, les différentes parties de votre corps perdent leur fonctions, vous perdez la mémoire, ou vous pouvez perdre l'usage d'un côté de votre corps. Il n'y a rien de plus effrayant que cela. Malheureusement, il n'y a pas un traitement contre Alzheimer, mais cela peut s'améliorer lentement. Ce qui peut améliorer la situation c'est le taux de testostérone dans votre corps. Des études à l'Université de Californie du Sud et l'Université de Hong Kong révèlent que les patients atteints d'Alzheimer présentent de faibles taux de testostérone. La testostérone contribue également à l'amélioration des déficiences cognitives. Des études montrent un lien entre testostérone et déficience cognitive, et c'est aussi le cas pour la perte de mémoire. Elle empêche également la détérioration du tissu cérébral chez les personnes âgées. La compétitivité est l'une des choses dont on a toujours besoin et ce dans différents domaines, pour assurer leur succès. La testostérone contribue également à augmenter le désir d'être en compétition et de gagner.

La testostérone augmente également votre désir de prendre le pouvoir et de dominer. Et en plus de ça, elle aide aussi à courtiser une femme et à augmenter la prise de risque. Donc, dans l'ensemble, assurez-vous que votre taux de testostérone est optimal.

Les points clés:

- La testostérone est non seulement responsable de la transition entre garçon et homme mais également de la santé et du bien-être de l'homme. Un taux de testostérone dans la norme aide à lutter contre la dépression, aide à éliminer l'excès de graisse du corps, stimule la croissance et la prise de masse musculaire, aide à maintenir un coeur sain, maintient les os en bonne santé, augmente la libido et garde l'esprit vif.

Chapitre 3 - Signes que votre taux de testostérone est faible

Un taux de testostérone faible est le dysfonctionnement le plus courant, concernant cette hormone. Comment savoir si votre hormone mâle est inférieure au taux considéré comme sain ?

QUELS SONT LES MARQUEURS DE FAIBLES TAUX DE TESTOSTÉRONE ?

Quand les hormones de testostérone ne peuvent pas se dissocier des porteurs de protéines d'albumine et de la globuline liant les hormones sexuelles, ils ne sont pas facilement disponibles pour être utilisé par l'organisme, cela se traduit par les symptômes de faible taux de testostérone ou hypogonadisme.

Une recherche a souligné que les hommes de moins de 40 ans pouvaient avoir des symptômes de taux de testostérone faible lorsque le montant total de leur testostérone tombe en dessous de 400 ng / dL.

D'autre part, une étude a aussi révélé que les hommes entre 40 et 90 ans présentent des symptômes de taux de testostérone faible lorsque le montant total de leur testostérone tombe en dessous de 300 ng / dL.

De plus, certaines recherches suggèrent que les hommes ayant la meilleure santé ont des niveaux de testostérone compris entre 400 et 600 ng / dl. Cela peut vous aider à vous situer et savoir si vous êtes dans la fourchette considérée comme étant la norme.

Donc, si votre taux de testostérone est en dessous des marqueurs indiqués pour votre groupe d'âge ou si vous éprouvez les signes et les symptômes d'hypogonadisme, vous devez confirmer vos soupçons en faisant un test sanguin.

QUELLES SONT LES PRINCIPALES CAUSES D'UN FAIBLE TAUX DE TESTOSTÉRONE ?

Un simple test sanguin peut vous permettre de découvrir si votre taux de testostérone est faible, mais quelle peut en être la raison ?

Le vieillissement

Comme mentionné précédemment, la fourchette normale du taux d'hormone mâle est d'environ 270 à 1070 ng / dl avec une moyenne de 679 ng / dL. Votre taux de testostérone est à son apogée lorsque vous êtes âgé de 20 ans environ, puis il commence lentement à diminuer. Les recherches suggèrent que chaque année le taux de testostérone des hommes d'âge moyen, de 30 à 50 ans et plus âgés de 1 %.

La baisse peut être perceptible chez certains hommes, et d'autres peuvent subir des changements notables à partir d'un âge moyen ou plus communément vers 60 ans et plus.

Vous avez peut-être entendu les termes andropause ou « ménopause masculine », le nom donné pour décrire la baisse du taux de testostérone. C'est ce que la plupart des experts de la santé appellent hypogonadisme.

Insuffisance testiculaire

Comme mentionné précédemment, les principaux producteurs de testostérone chez les hommes sont les testicules. La principale cause de l'hypogonadisme est une insuffisance testiculaire, qui peut être due à des anomalies congénitales touchant les hormones sexuelles , y compris dans les cas suivants:

*   Le syndrome de Klinefelter implique une sous-production de testostérone due au chromosome X supplémentaire ajouté aux chromosomes XY d'un homme en bonne santé.

*   Les oreillons affectant les testicules rencontrés avec les oreillons de la glande salivaire survenant au cours de l'âge adulte ou l'adolescence peuvent causer des dommages à long terme aux testicules.

*   L'hémochromatose, ou trop grande quantité de fer dans le sang, peut provoquer un dysfonctionnement de l'hypophyse ou une insuffisance testiculaire.

*   Une blessure au niveau des testicules peut causer l'hypogonadisme car ils sont situés à l'extérieur du

corps, ce qui les rend sujets à des dommages et des blessures.

- Le cancer testiculaire fait baisser le taux de testostérone vous obtenir vérifiés ainsi.

- Le traitement contre le cancer peut inhiber la production de spermatozoïdes et de testostérone, ce qui peut conduire à l'infertilité temporaire ou permanente.

Les problèmes d'hypophyse et d'hypothalamus

Les problèmes impliquant l'hypothalamus ou l'hypophyse sont la cause secondaire de l'hypogonadisme. Comme mentionné précédemment, ces deux parties du cerveau régulent la production de testostérone dans les testicules.

L'hypogonadisme secondaire est souvent due aux causes suivantes:

- Le syndrome de Kallmann consiste en un développement anormal de l'hypothalamus, également associés à une anosmie ou altération de la capacité de sentir, il affecte la sécrétion des hormones hypophysaires.

- Les troubles hypophysaires altèrent la libération d'hormones aux testicules, ce qui entraîne une production anormale de testostérone. Cela peut parfois entraîner une tumeur de l'hypophyse ou d'autre tumeurs au cerveau.

- Les maladies inflammatoires, comme la tuberculose, l'histiocytose et sarcoïdose impliquent l'hypothalamus et l'hypophyse, ce qui provoque hypogonadisme.

- Le SIDA affecte l'hypothalamus et l'hypophyse, ainsi que les testicules.

- Les médicaments et certaines hormones affectent la production de testostérone.

- Le stress, la perte de poids et l'activité physique excessive peuvent aussi causer l'hypogonadisme.

- Les traumatismes crâniens peuvent aussi affecter le taux de testostérone étant donné que c'est l'hypophyse qui régule sa production.

D'autres facteurs peuvent inclure les maladies chroniques du foie, les maladies rénales, le diabète de type 2 ou l'obésité.

Les symptômes d'hypogonadisme chez les hommes et les femmes

Certains signes sont pris pour des symptômes de vieillissement, ou parfois vous êtes trop occupé pour vous soucier de ce qui se passe dans votre corps. Mais, tous les signes d'hypogonadisme auxquels vous devriez être attentifs sont les suivants:

Symptômes généraux

- Libido réduite

- Problèmes érectile

- Augmentation de la poitrine

- Faible quantité de sperme

- Les bouffées de chaleur

- La dépression, l'irritabilité et l'incapacité à penser

- Testicules détendus et contractés

- La perte de cheveux

- Tendance à avoir les os fragiles

Pour commencer, vous vous sentez moins énergique et vous avez l'impression que la fatigue s'empare de votre corps tout entier. Vous vous sentez plus somnolent que d'habitude. Tout le monde peut être lent ou paresseux pour aller à la salle de gym, ou même si vous êtes tout à fait partant, vous pouvez pensez que vous ne courrez pas comme d'habitude. Ce qui entraîne des problèmes de faible estime de soi, et vous finissez par rester assis à la maison. La motivation que vous aviez et qui vous a poussé à vous rendre à la salle de sport n'est plus là. Si même en dormant plus que d'habitude, vous vous sentez toujours léthargique, assurez-vous de faire vérifier votre taux de testostérone.

Ensuite, votre libido baisse, elle entre en jeu pour les hommes aussi bien que pour les femmes. Si vos pulsions sexuelles sont faibles, ou vous ne vous sentez pas très actifs sexuellement, assurez-vous de faire vérifier le taux de votre testostérone. Chez les femmes, les changements hormonaux peuvent influencer les changements d'humeur.

Comme mentionné précédemment, la testostérone aide à gagner de la masse musculaire; mais l'inverse est vrai aussi, trop peu de testostérone peut conduire à perdre de la masse musculaire. Si vous ressentez le moindre changement au niveau de votre masse musculaire, assurez-vous de faire vérifier votre taux de testostérone, car une fois le muscle perdu, il est difficile de le reconstruire.

Une faible quantité de sperme est aussi un signe. Donc, fondamentalement, si vous vous sentez que votre production de sperme diminue ou moins de sperme au cours d'une éjaculation, assurez-vous de faire contrôler votre taux de testostérone.

L'un des problèmes les plus exaspérant est la perte de cheveux. La quantité de produits capillaires que vous achetez ou la quantité de temps que vous passez à mettre de l'huile sur vos cheveux est effarant. La pilosité faciale est l'une des choses dont les hommes sont fiers; il n'y a rien de plus triste que de perdre les poils épais de votre barbe. La calvitie est un fait naturel quand on vieillit, mais si vous perdez les poils de votre visage et du corps, alors vous manquez de testostérone.

L'un des autres avertissements que votre corps peut vous envoyer est la masse osseuse plus faible. Comme mentionné précédemment, la testostérone aide à prévenir l'ostéoporose et prévient l'amincissement des os.

Les sauts d'humeur font partie des effets secondaires que vous pourriez ressentir.

Les femmes rencontrent régulièrement des changements d'esprits pendant la ménopause lorsque le taux d'oestrogènes chute. Les hommes avec moins de testostérone peuvent éprouver des phénomènes comparables. La testostérone affecte diverses fonctions du corps.

Les symptômes les plus spécifiques de faible taux de testostérone chez les hommes et les femmes sont les suivantes:

Les symptômes d'Hypogonadisme chez les hommes

- Perte de poils du corps

- Les dommages musculaires

- Le développement inhabituel de la poitrine

- La diminution de la croissance du pénis et des testicules

- La dysfonction érectile

- L'ostéoporose

- Peu ou pas de libido

- Infertilité

- Fatigue

- Les bouffées de chaleur

- Difficultés à se concentrer

Les symptômes d'Hypogonadisme chez les femmes

- Absence du cycle menstruel

- Développement de la poitrine modéré ou absent

- Les bouffées de chaleur

- Perte de poils et cheveux

- Peu ou pas de libido

- Pertes blanchâtres de la poitrine

COMMENT TRAITER UN FAIBLE TAUX DE TESTOSTÉRONE

Le traitement de testostérone est le remède le plus commun pour l'hypogonadisme masculin. Il dépendra de la cause, ainsi que des préoccupations au sujet de la fertilité. Les traitements les plus courants impliquent les éléments suivants:

Le remplacement hormonal

La thérapie de remplacement de la testostérone (TRT) chez les garçons aide à stimuler la puberté et le développement, y compris la croissance du pénis et des testicules, des poils pubiens et la barbe, et l'augmentation de la masse musculaire. Le TRT pour les garçons comprend souvent les méthodes suivantes:

- La testostérone, cypionate de testostérone et l'injection de testostérone undécanoate (Aveed) dans le muscle.

- Patch appliqué tous les soirs sur la cuisse, le bras, l'abdomen ou le dos.

- Gel frotté sur l'épaule ou le haut du bras, sous l'aisselle, ou sur la face interne des cuisses ou avant.

- Une substance de type mastic placée là où la lèvre supérieure rencontre la gencive la cavité buccale.

- Gels à diffuser dans chaque narine 2 à 3 fois par jour.

- Implant hormonal posé par voie chirurgicale sous la peau tous les 3 à 6 mois.

Chez les hommes, le TRT aide à restaurer la force musculaire et à prévenir la perte osseuse. Les hommes qui reçoivent un traitement remarquent aussi une augmentation de la fonction érectile, de la libido, de l'énergie et de leur sentiment de bien-être. Il restaure également la fertilité et stimule la production de spermatozoïdes.

Cependant, il n'est utilisé que lorsque la fécondité est pas un problème. Pour les hommes qui n'ont pas réussi à concevoir avec leur partenaire, la technologie de reproduction assistée peut être utile. La reproduction assistée couvre un large éventail de techniques conçues pour aider les couples à concevoir.

Cependant, la thérapie de remplacement de la testostérone porte divers risques, y compris les éléments suivants:

- La formation de caillots sanguins dans les veines

- Stimuler la croissance d'un cancer de la prostate préexistant

- La production de sperme limitée

- Augmentation de la poitrine

- Stimuler la croissance de la prostate non cancéreuse

- Apnée du sommeil

- Augmenter le risque de crise cardiaque

Ainsi, stimuler la production de testostérone de façon naturelle est la meilleure solution pour hypogonadisme.

Les points clés:

- Les hommes de moins de 40 ans pourraient avoir les symptômes d'un taux de   testostérone faible lorsque le taux total de testostérone tombe en dessous de 400 ng / dL.

- Les hommes entre 40 et 90 ans présentent des symptômes de faible taux de testostérone lorsque leur taux total de testostérone tombe en dessous de 300 ng / dL.

- Les hommes qui sont en meilleure santé présentent des taux de testostérone entre 400 et 600 ng / dl, ce que nous appelons la "norme".

- Le vieillissement est la première cause de faible niveau de testostérone.

- Le niveau de testostérone est à son apogée lorsque vous êtes âgé de 20 ans environ, puis il commence à décliner lentement.

- Chaque année, le taux de testostérone chez les hommes d'âge moyen, de 30 à 60 ans et voire plus, baisse d'1 %.

- Les dysfonctionnements testiculaires sont la principale cause de l'andropause ou « ménopause masculine ».

- Les problèmes impliquant l'hypothalamus ou l'hypophyse sont la cause seconde de l'hypogonadisme.

- Chez les hommes, les symptômes hypogonadisme comprennent la perte de cheveux du corps, des lésions musculaires, un développement inhabituel de la poitrine, une diminution de la croissance du pénis et des testicules, la dysfonction érectile, l'ostéoporose, peu ou pas de libido, l'infertilité, la fatigue, les bouffées de chaleur et des problèmes de concentration.

- Hypogonadisme peut être traitée avec une thérapie de remplacement de la testostérone (TRT), mais cette solution comporte des risques spécifiques, y compris la formation de caillots sanguins dans les veines, stimuler la croissance d'un cancer de la prostate, s'il est préexistant, limite la production de sperme, l'élargissement du la poitrine, encourager la croissance de la prostate non cancéreuse, l'apnée du sommeil , et augmenter le risque de crise cardiaque.

Chapitre 4 - Les habitudes qui font baisser votre niveau de testostérone

Mis à part les causes naturelles du déclin de la testostérone, le vieillissement, le dysfonctionnement des testicules et les problèmes d'hypothalamus ou de l'hypophyse, votre style de vie influence considérablement la production de l'hormone mâle. Quelles habitudes sabotent votre virilité?

LE MANQUE DE SOMMEIL

De nos jours, la plupart des gens, ne dorment pas assez et c'est l'un des principaux facteurs qui influent sur la production de testostérone chez les hommes. Des études révèlent que le corps produit toute la testostérone dont il a besoin pour la journée pendant le sommeil. L'augmentation du niveau de testostérone dans la nuit est l'une des principales raisons pour lesquelles les hommes se réveillent avec une érection du matin. En fait, toujours se réveiller « dur » signifie que vous avez une bonne quantité de l'hormone mâle.

Si vous êtes privé de sommeil, votre corps ne peut pas produire de testostérone de manière aussi efficace ou efficiente. Une étude a révélé que les jeunes hommes qui sont pleinement reposés avaient des taux de testostérone plus élevés que ceux qui dorment moins de 5 heures toutes les nuits pendant 1 semaine. La quantité de testostérone des hommes qui manquent de repos chute d'environ 10 à 15 pour cent.

Suffisamment de sommeil contribue également à réguler le cortisol, une hormone de stress qui lorsqu'elle est présente en grande quantité, réduit le taux de testostérone dans le sang. Avoir suffisamment de repos lorsque vous rencontrez toute forme de stress est particulièrement essentiel, car il augmente le niveau de cortisol de manière significative, ce qui perturbe la production de testostérone.

LE STRESS NON GÉRÉ

Le stress, qu'il soit à court terme ou chronique sur le long terme, enfonce la production de testostérone de deux façons. Tout d'abord, le stress psychologique et physique stimule la sécrétion accrue de cortisol dans le cortex surrénalien, qui supprime le rôle de l'hypothalamus et des testicules dans la production de testostérone.

En second lieu, la synthèse du cortisol nécessite du cholestérol, une molécule qui est également essentielle dans la biosynthèse de la testostérone. Quand les hormones de stress montent en flèche, le corps utilise le cholestérol plus pour créer le cortisol que la testostérone.

UN APPORT INSUFFISANT DE GRAISSES ALIMENTAIRES

La capacité du corps à produire la testostérone efficacement de manière significative de votre consommation de gras. Le gras contient du cholestérol. Comme mentionné précédemment, cette molécule est essentielle à la production de testostérone.

En fait, le cholestérol de la graisse se transforme en hormones stéroïdiennes, en testostérone et en oestrogènes. Si dans votre alimentation, les lipides représentent moins de 20 pour cent des calories ingérées, cela limitera votre production de testostérone. Manger suffisamment de bonnes graisses est vital pour maintenir la production de testostérone, mais aussi d'autres hormones.

Un apport alimentaire incorrect

Votre apport nutritionnel influe sur la production d'hormones mâles de manière significative. Comme mentionné plus haut, votre taux de testostérone dépend considérablement de la testostérone active ou libre dans le sang, que votre corps peut facilement utiliser.

La testostérone active ou libre se déplace dans le sang jusqu'à vos cellules musculaires et d'autres tissus. Dans certains tissus, comme les cellules de gras et du cerveau, votre corps pourrait convertir la graisse en oestrogène, une hormone féminine en fonction de votre apport en nutriments. Lorsque votre alimentation stimule la production excessive d'oestrogènes, cela peut conduire à une accumulation de graisse, ce qui inhibe davantage la production de testostérone en diminuant les hormones du cerveau.

Les glucides

Comme mentionné précédemment, le corps a besoin de quantités suffisantes de calories pour la production de testostérone. Une consommation de glucides en quantité insuffisante réduit les messagers chimiques secrétés par l'hypothalamus à destination de l'hypophyse, qui régule la production de testostérone dans les testicules; ce qui conduit à une diminution des hormones mâles. Vous devez assurer l'apport d'une bonne quantité de calories pour aider à l'augmentation de la testostérone et la croissance musculaire sans ajouter de la graisse corporelle.

Protéine

Surpris? De nombreux experts de la santé prêchent l'importance d'avoir un apport considérable de protéines lorsque vous voulez augmenter votre production de testostérone, mais ne vous méprenez pas!

La recherche montre que manger plus de protéines que de glucides peut réduire le niveau de testostérone ainsi qu'augmenter le niveau de cortisol.

La graisse polyinsaturée

Nous savons désormais que le corps a besoin d'une quantité importante de graisse pour stimuler la production de testostérone. Cependant, vous ne devez pas surcharger votre corps avec des graisses polyinsaturées car elles abaissent le taux de testostérone.

TROP DE CAFÉINE

Trop de tasses de café augmentent le niveau de cortisol, qui, comme vous le savez, diminue la production de testostérone. De plus, les boissons contenant de la caféine nuisent à votre sommeil, ce qui réduit également le niveau de testostérone puisque le corps ne peut pas secréter de testostérone de manière efficace ni réguler votre taux de cortisol.

TROP DE BOISSONS ALCOOLISÉES

Évitez d'avoir la main lourde. L'alcool affecte les parties de l'axe hypothalamo-hypophyso-gonadique, un ensemble d'hormones du système endocrinien et de glandes impliquées dans la production de testostérone. La consommation d'alcool diminue le taux de testostérone de diverses façons.

- L'un des ingrédients utilisés pour fabriquer de la bière, le houblon, est oestrogénique, cela convertit l'hormone sexuelle mâle, en œstrogènes, l'hormone sexuelle féminine.

- Le métabolisme de l'éthanol diminue la quantité d'une coenzyme en particulier qui est essentielle dans la production d'androgènes, y compris la testostérone.

- L'alcool stimule la production d'endorphines, ce qui affecte négativement la synthèse de la testostérone.

- La consommation de boissons alcoolisées endommage les cellules des testicules, le principal producteur de testostérone.

- La combinaison de cortisol et d'alcool détruit la testostérone en circulation.

L'EXPOSITION AUX PRODUITS CHIMIQUES QUI DIMINUENT LA TESTOSTÉRONE

Les produits chimiques courants qu'on retrouve souvent à la maison peuvent avoir des effets néfastes sur votre taux de testostérone. Ces composés sont ce que les endocrinologues appellent « perturbateurs endocriniens », ils interfèrent avec votre système hormonal, ce qui provoque divers problèmes comme les troubles d'apprentissage et le gain de poids.

Xénoestrogènes

Vous devez vous méfier de ce perturbateur endocrinien en particulier. Les xénoestrogènes sont des produits chimiques qui imitent l'oestrogène dans le corps. Lorsque votre corps est exposé à trop de produits chimiques imitant les oestrogènes, la production d'hormones mâles baisse de manière significative.

Certains endocrinologues suggèrent que les xénoestrogènes sont la raison pour laquelle de nos jours, les hommes ont un taux de testostérone inférieur à celui des hommes de la dernière décennie. En outre, les médecins affirment que les femmes enceintes devraient éviter ces produits chimiques pendant la grossesse pour prévenir les risques d'hypospadias, une déficience congénitale chez les bébés de sexe masculin qui entraîne l'ouverture du pénis sur la partie inférieure et non la pointe.

LES ALIMENTS QUI TUENT LA TESTOSTÉRONE

Aliments à base de soja

Les céréales, les produits de boulangerie, les snacks, les salades, les sauces, la mayonnaise, tous les aliments transformés, le lait commercial, les fromages, les yaourts et le sucre anéantissent votre testostérone. Ces aliments sont d'une manière ou d'une autre contaminés par le soja, ainsi que des hormones. Cependant, cela ne signifie pas que vous devriez éviter les produits laitiers. Assurez-vous que vous achetez bio et de sources où on n'injecte pas les animaux avec des hormones notamment des oestrogènes.

CASSER LE MYTHE DES STÉROÏDES ET DES MÉDICAMENTS

La popularité de l'utilisation de stéroïdes, la thérapie de remplacement de la testostérone, et des suppléments de testostérone pour augmenter la production de l'hormone mâle est à la hausse. Tous les hommes veulent devenir plus viriles vite! Mais ces solutions fonctionnent-elles vraiment?

La perte de graisse

En ce qui concerne le pourcentage de masse graisseuse dans le corps, les hommes avec le taux de testostérone le plus élevé naturellement sont plus maigres, même quand il y a une fluctuation de testostérone d'environ 100 à 200 ng / dL. Cependant, des études montrent que la masse graisseuse augmente lorsque le taux de testostérone diminue de plus de 200 ng

/ dL. Par exemple, lorsque le taux moyen d'un homme passe de 600 à environ 300 ng / dl, la graisse graisseuse a augmenté d'environ 36 pour cent. Seulement augmenter votre taux de testostérone est utile si vous voulez vous débarrasser de l'excès de masse graisseuse. Mais qu'en est-pour ceux qui veulent être plus volumineux et robuste?

La croissance musculaire et la force

Utiliser des médicaments augmente en effet le taux de testostérone de façon spectaculaire et personne ne peut nier les puissants effets de brûle-graisse et de développement des muscles que peuvent avoir les stéroïdes. Mais ce que la plupart des gens ne savent pas c'est que l'augmentation du taux de testostérone dans la fourchette considérée comme la norme ne contribue pas à la croissance musculaire.

Diverses recherches et études révèlent que l'augmentation de votre taux de testostérone de manière exorbitante avec des stéroïdes anabolisants et autres médicaments ne conduisent pas à un gain remarquable de muscle. Le seul moyen pour creer un développement musculaire significatif, sans ajouter de sport à votre routine, serait que votre taux de testostérone dépasse les chiffres considérés comme étant la norme d'environ 20 à 30 %, soit environ 1 200 ng / dL. Comme nous l'avons mentionné précédemment, des quantités excessives de testostérone provoquent divers effets néfastes à long terme. Vous le payeriez cher: votre santé.

Au final, de petites fluctuations de votre taux de testostérone ne feront aucune différence au niveau de votre masse musculaire et votre force à moins que votre taux soit extraordinairement élevée ou extrêmement faible. En outre, divers facteurs incluant vos habitudes sportives, la génétique, vos programmes d'entraînement, l'alimentation, etc. affectent la croissance musculaire et la force. Ainsi, compter uniquement sur les stéroïdes anabolisants et médicaments pour faire augmenter votre taux de testostérone ne suffira pas à vous faire paraître plus viril.

Si vous augmentez votre testostérone pour avoir des muscles plus imposants , alors vous devez faire de l'exercice et vous entraîner. Vous ne pouvez pas obtenir un physique musclé sans passer par la sueur.

Les points clés

- Votre style de vie et vos habitudes influencent considérablement la production de testostérone.

- Le corps produit pratiquement toute la testostérone dont il a besoin pour la journée pendant le sommeil, alors un sommeil insuffisant tue votre virilité.

- Les hommes qui dorment moins de 5 heures chaque semaine sont moins virils.

- Le sommeil régule aussi l'hormone du stress, le cortisol, que le corps libère tout au long de la journée pour répondre aux défis et aux exigences.

- Un niveau élevé de cortisol diminue de manière significative la production de testostérone.

- Le stress augmente le niveau de cortisol, ce qui anéanti votre testostérone.

- La graisse est une source vitale de cholestérol, qui permet la construction de la testostérone. Une alimentation se composant de moins de 20 pour cent de lipides sabote vos hormones masculines.

- Manger plus de protéines que de glucides peut réduire le niveau de testostérone, ainsi qu'augmente le niveau de cortisol.

- Les graisses polyinsaturées font diminuer la testostérone.

- Trop de caféine perturbe votre sommeil, et augmente le taux de cortisol, deux aspects néfastes pour votre testostérone.

- L'alcool affecte les parties de l'axe hypothalamo-hypophyso-gonadique, un ensemble d'hormones du système endocrinien et de glandes impliquées dans la production de testostérone.

- Les boissons alcoolisées contiennent des ingrédients oestrogéniques qui convertissent la testostérone en œstrogènes, l'hormone sexuelle féminine.

- Ces produits chimiques sont ce que les endocrinologues appellent « perturbateurs endocriniens », ils interfèrent avec votre système hormonal. Les xénoestrogènes sont des produits chimiques qui imitent l'oestrogène dans le corps.

Lorsque votre corps est exposé à trop de produits chimiques imitant l'oestrogène, la production de testostérone baisse de manière significative.

- Les aliments à base de soja tuent l'hormone mâle.

- Lorsque votre moyenne de testostérone chute de 200 ng / dl, votre masse graisseuse augmente d'environ 36 pour cent.

- Augmenter votre taux de testostérone de manière artificielle avec des stéroïdes ne vous sera utile que si vous cherchez à vous débarrasser d'un excès de graisse. Si vous cherchez gagner et renforcer du muscle, cela ne vous aidera pas.

- Le simple fait de faire augmenter votre testostérone dans la fourchette saine en utilisant des stéroïdes synthétiques et les médicaments ne contribuent pas à la croissance musculaire, à moins que le taux dépasse d'environ 20 à 30 pour cent les taux naturels les plus hauts, soit environ 1

200 ng / dl, ce qui peut provoquer divers effets néfastes sur le long terme.

- Le simple fait de faire élever le niveau de testostérone avec des médicaments et des stéroïdes anabolisants ne vous aide pas à paraître plus viril puisque divers facteurs, incluant vos habitudes sportives, la génétique, votre programme d'entraînement, l'alimentation, etc. affecte la croissance et la force musculaire.

Chapitre 5 - Comment stimuler votre testostérone naturellement

Augmentez votre production de testostérone sans recourir à la médication et l'utilisation de stéroïdes anabolisants est possible. Cependant, le diable est dans les détails. Voici ce que vous devez faire précisément pour augmenter votre hormone mâle efficacement.

DORMIR SUFFISAMMENT

Dormir seulement 3 à 5 heures par nuit est un tueur de testostérone! Dans la mesure du possible, dormez environ 8 à 9 heures tous les soirs. Allez au lit tôt et réduisez le temps que vous perdez à surfer sur Internet sans réfléchir.

De plus, pour améliorer la qualité de votre sommeil, procédez comme suit:

- Réduisez votre exposition à la lumière bleue.
- Réduisez votre consommation de caféine.
- Prenez des douches chaudes avant de vous coucher.

SE DÉTENDRE

Le stress augmente les niveaux de cortisol dans votre corps. Des niveaux élevés de cette hormone de stress ont l'effet inverse sur votre taux de testostérone. Diverses études montrent que l'on constate une diminution de la quantité de testostérone libre dans le sang lorsque le niveau de cortisol est élevé. Voici quelques façons de combattre le stress.

- Les exercices de relaxation et la méditation sont très efficaces pour réduire le cortisol et augmenter la testostérone

- Marcher dans la nature, la randonnée, la marche en forêt, réduisent considérablement les niveaux de cortisol chez de nombreuses personnes.

- Les herbes adaptogènes, comme Shilajit, Ashwagandha, Rhodiola rosea, etc., font baisser le cortisol et augmentent la testostérone simultanément en aidant le système surrénal à réguler les hormones.

- La vitamine C réduit la sécrétion de cortisol au cours du stress, ainsi que soulage les effets néfastes des hormones de stress.

- Les exercices à faible intensité soulagent le stress. Évitez les efforts physiques de haute intensité, car ils élèvent le niveau de cortisol.

- Ayez un apport en glucide en quantité suffisante. Un régime à faible teneur en glucides pendant le stress augmente la sécrétion de cortisol puisque le corps ne reçoit pas assez de glucose, sa principale source d'énergie. De plus, lorsque vous ne consommez pas la bonne quantité de glucides, le corps est encore plus stressé car il ne reçoit pas assez de carburant.

CONSOMMEZ PLUS DE GRAS MONOINSATURÉS ET INSATURÉS

Évitez les gras poly-insaturés (AGPI), qui sont pour la plupart dans les aliments et les huiles à base de plantes. Vous devez éviter le saumon et d'autres poissons gras car ils sont riches en acides gras oméga-3, qui sont la forme la plus puissante des graisses poly-insaturées.

Les AGPI sont liquides à la température ambiante, tels que la margarine, l'huile de poisson, l'huile de coton, l'huile de graines de tournesol, l'huile de canola et l'huile de soja. Une consommation accrue de ces huiles supprime la production d'hormones mâles. Les acides gras trans diminuent également le niveau de testostérone, vous devez donc aussi d'éviter les aliments en contenant.

Monoinsaturés (AGMI)

Ces types de graisses sont également liquides à température ambiante, comme l'huile d'olive extra-vierge et l'huile d'argan. D'autres sources d'AGMI sont les avocats, les noix et les graines.

Les acides gras saturés (AGS)

Ce types de graisses sont solides à température ambiante, tels que ceux trouvés dans les produits laitiers, la viande rouge, l'huile de palme, le beurre de cacao, le lard, l'huile de noix de coco et le beurre.

Les AGMI et les AGS augmentent le niveau de testostérone

La recherche montre que le taux de testostérone dégringole quand une personne a un régime à faible teneur en matières grasses. Les hommes avec un régime alimentaire faible en matière grasse et riche en AGPI ont tendance à avoir des taux d'hormones mâles significativement plus bas.

Combien de matière grasse devrais-je consommer?

Est-ce que j'aurais un taux de testostérone plus élevé si je mange plus de matières grasses? NON. Vous devez également consommer une quantité suffisante de glucides et de protéines. La consommation optimale de matière grasses pour une production d'hormones mâles efficace se situe entre 25 à 40 pour cent de vos besoins en calories par jour.

Si vous pouvez réduire votre consommation d'AGPI, alors vous pouvez réduire votre consommation de matières grasses à 25 pour cent et quand même maintenir un taux de testostérone élevé. Cependant, si vous consommez des acides gras poly-insaturés, il est préférable de manger entre 30 et 40 pour cent de vos besoins en calories provenant des lipides.

Il est essentiel que vous ne dépassiez pas les 40 pour cent puisque que vous devez faire de la place pour les protéines et les glucides.

De plus, la consommation de matières grasses en quantités suffisantes vous aide à récupérer après un effort physique. Une consommation trop faible de gras compromet votre rétablissement après le sport, même d'intensité modérée.

CONSOMMER LES BONNES QUANTITÉS DE GLUCIDES ET PROTÉINES

Nous en avons fini avec les bonnes quantités de matières grasses. L'étape suivante consiste à consommer la bonne quantité de protéines et de glucides.

Combien dois-je en consommer?

Consommer au moins 2 grammes glucides, et ni plus ni moins d'1 gramme de protéines par livre (450 grammes environs) de votre poids par jour, en maintenant le rapport des glucides et des protéines à 2: 1.

Assurez-vous que votre apport en protéine soit d'origine animale, les protéines d'origine végan font diminuer le taux de testostérone. Aussi, assurez-vous d'avoir assez de glucides raffinés dans votre alimentation puisque les glucides ayant une teneur élevée en fibres ont tendance à réduire la testostérone. Bien sûr, il faut choisir un type de glucides raffinés sains, tels que le riz blanc et la crème de blé. Toujours éviter les aliments transformés.

RÉDUIRE L'APPORT DE CAFÉINE

Vous ne n'avez pas à éliminer le café de votre alimentation. En fait, vous pouvez vous limiter à 200 milligrammes de caféine, environ 2 tasses de café par jour. Des études montrent que la caféine aide à stimuler le taux de testostérone.

Cependant, ne dépassez pas la quantité quotidienne recommandée. Trop de café augmente le niveau de cortisol dans votre corps, qui tue l'hormone mâle.

RÉDUIRE LA CONSOMMATION D'ALCOOL

Une quantité modérée, environ 1 ½ verres de vin rouge, réduit le taux de testostérone de 7 pour cent. Bien que trop d'alcool tue la testostérone, une faible dose, environ 0,5 gramme par kilogramme d'alcool ou 10% du poids par volume, augmente légèrement le taux de testostérone.

Cependant, une étude rapporte que 1 gramme par kilogramme d'alcool, soit environ ½ verre de vodka pour la plupart des hommes, pris après l'entraînement augmente l'hormone mâle de 100 pour cent. Mais cela ne signifie pas que vous devriez boire de l'alcool avant de vous entraîner parce qu'une étude a révélé que faire du sport avec une gueule de bois ou en état d'ébriété augmenterait significativement les effets réducteurs de l'alcool.

ÉVITEZ LES XÉNOESTROGÈNES

Ces produits chimiques sont abondants. Évitez les produits qui contiennent des xénoestrogènes autant que vous le pouvez, y compris les éléments suivants:

- Les récipients en plastique contenant des phtalates, ainsi que des aliments stockés ou des aliments chauffés dans des récipients en plastique. Gardez votre nourriture dans de la vaisselle ou des contenants en verre

- L'essence et les pesticides - se laver les mains après y avoir été exposé.

- Les produits contenant du bisphénol A (BPA), tels que les plastiques utilisés pour les bouteilles d'eau et les produits recouverts de résines époxy, tels que les canettes ou boîtes utilisées dans l'alimentaire.

En plus d'éviter les produits mentionnés ci-dessus, vous devez également effectuer les opérations suivantes:

- Choisissez des aliments biologiques. Comme mentionné précédemment, les pesticides contiennent des xénoestrogènes. Si votre budget ne vous permet pas d'acheter du bio, toujours laver vos fruits et légumes avant de les consommer. En outre, trouver des produits à base de viande et des produits provenant d'animaux qui ne sont pas traités avec des hormones.

- Utilisez des produits pour le bain bio. La plupart des produits utilisés pour la toilette de nos jours, environ 75 pour cent, contiennent des parabens, un type de xénoestrogènes. Utilisez des produits naturels, sans paraben.

ALLER À LA SALLE DE SPORT

L'exercice aide à stimuler l'hormone mâle de deux façons. Tout d'abord, elle contribue à réduire la masse graisseuse et augmenter la masse musculaire. Comme mentionné précédemment, la graisse convertit la testostérone en œstrogènes, donc moins vous avez de matières grasses, plus votre taux de testostérone sera élevé.

En second lieu, les types d'exercices spécifiques ci-dessous stimulent réellement une sécrétion plus importante de testostérone.

Soulever des poids

Vous devez commencer à soulever des poids lourds! Voici la meilleure routine d'haltérophilie afin de maximiser la production de testostérone.

- Choisissez les soulevés composés et faites en vos exercices principaux, tels que la presse à épaule, le soulevé de terre, le développé couché et les squats. Travailler les grands groupes musculaires augmente la testostérone.

- Utiliser un nombre d'entraînement suivant la formule series x répétitions x poids. Des études suggèrent qu'un volume plus élevé implique une production de testostérone plus élevée.

- Ne vous forcez pas jusqu'à l'échec pour chaque série. C'est possible de ne réussir que votre dernière série.

- Reposez-vous pendant plus d'1 minute et moins de 2 minutes entre vos séries.

Entraînement fractionné à haute intensité (HIIT)

Des études montrent que les séances d'entraînement HIIT ou rafales répétées d'exercices intenses suivies de périodes moins intenses, de récupération, stimulent la production de testostérone, ainsi que l'augmentation du métabolisme des graisses, la force musculaire et améliorent le conditionnement athlétique.

Il y a différentes séances d'entraînement HIIT, mais le plus simple reste les sprints courts. Par exemple, vous pouvez sprinter sur environs 20 mètres et vous reposer pendant environ 1 minute, en faisant en tout 20 séries de sprint et de repos.

Ne pas vous surentraîner !

Tout aussi important que faire les bons exercices, donner à votre corps la chance de se reposer et de récupérer est tout aussi primordial. L'exercice jusqu'à épuisement réduit de manière significative la testostérone. Comme mentionné précédemment, les séances d'entraînement libèrent du cortisol, ce qui réduit le niveau de testostérone.

Reposez-vous pendant au moins 2 jours par semaine - ne faites pas de séance d'entraînement intense pendant ces jours-ci. Cependant, le nombre de jours de repos dépendra de l'intensité de vos séances. Donnez-vous plus de temps de repos si besoin.

Pendant vos jours de repos, vous pouvez faire une randonnée légère ou de la marche, c'est aussi un excellent moyen de soulager le stress.

AU LIT

Vous savez que la testostérone augmente la libido. Mais la façon la plus agréable d'augmenter le niveau de testostérone est une activité sexuelle régulière; cela fonctionne aussi bien pour les hommes que pour les femmes. Chez les femmes, la testostérone est ce qui fait désirer la pénétration. Une étude montre que les hommes et les femmes ont des taux de testostérone plus élevés après l'activité sexuelle.

Ainsi, les rumeurs selon lesquelles trop de sexe ou de masturbation entraînerait une diminution de la testostérone sont tout simplement inexactes. Cependant, le sexe augmente la testostérone de 72 pour cent tandis que la masturbation ne fait accroître le taux que de 11 pour cent.

De plus, un taux de testostérone élevé augmente votre libido, ce qui vous entraîne dans un cercle vertueux.

PRENDRE DES DOUCHES FROIDES

Beaucoup d'hommes considèrent que maintenir les testicules au frais n'est qu'un simple mythe. Cependant, diverses études chez les humains et les animaux montrent que les testicules ont de meilleurs résultats quand ils sont à une température d'environs 30 à 35 degrés celsius. Des températures plus élevées affectent négativement la spermatogenèse, la synthèse de l'ADN et la production de testostérone.

Par ailleurs, d'autres recherches montrent que la motilité des spermatozoïdes, la qualité et a quantité sont plus élevés pendant les mois froids. Les mêmes hormones qui sont responsables de la spermatogenèse, l'hormone lutéinisante et de l'hormone folliculo-stimulante, sont aussi ceux responsables de la synthèse de la testostérone, donc un lien existe.

Donc, en dehors des douches froides quotidiennes, vous voudrez peut-être porter des shorts amples et dormir nu pour garder votre entrejambes à la bonne température.

De plus, prendre une douche froide améliore aussi la qualité de votre sommeil, ce qui est aussi vital dans la production de testostérone puisque le corps produit la testostérone dont il a besoin pour la journée pendant que vous dormez.

ASTUCES POUR SE MUSCLER

Eviter les tueurs de testostérone est important, tout comme savoir ce qu'il faut mettre dans votre corps pour devenir plus viril. Voici les aliments et les suppléments qui vous permettront d'optimiser la capacité de votre corps à produire de la testostérone.

30 aliments qui stimulent les taux de testostérone

Les raisins

Des chercheurs chinois ont révélé que 500 milligrammes de raisins, environ 5 à 10 grammes de peau de raisin, augmentent le taux de testostérone, améliorent la capacité de mobilité des spermatozoïdes. Le resvératrol dans la peau du raisin vous rend plus viril.

Le thon

Une boîte de thon apporte à votre corps 100 pour cent de vos besoins journaliers recommandés en vitamine D, ce qui stimule la production de testostérone jusqu'à 90 pour cent.

La grenade

La recherche montre qu'un verre de jus de grenade améliore la libido jusqu'à 47 pour cent.

Le chevreuil

Un régime alimentaire sans viande diminue le taux de testostérone de 14 pour cent. Cependant, une alimentation riche en graisses saturées, que l'on trouve dans l'agneau et le bœuf, peut également réduire la testostérone. Optez pour le juste milieu, le chevreuil.

L'ail

Allicine, un composé de l'ail réduit le cortisol, l'hormone de stress, ce qui augmente donc le niveau de testostérone. Chaque gousse est plus puissante crue que lorsqu'elle est consommée cuite.

Le miel

Le bore, un oligo-élément présent dans le miel est important pour l'utilisation de la testostérone, l'oestrogène et la vitamine D par le corps. Il booste le magnésium, un minéral essentiel à la production de testostérone. Le liquide sucré est également riche en oxyde nitrique, qui dilate les vaisseaux sanguins pour une meilleure fonction érectile.

Le lait

Les acides aminés présents dans le lait augmentent la production d'hormones anabolisantes, qui réduisent la graisse et participent à la construction des muscles.

Les œufs

Le cholestérol contenu dans les jaunes d'œufs stimule la production de testostérone. Ils contiennent également des acides gras oméga-3, de la vitamine D et des graisses saturés, qui sont tous essentiels pour la production de testostérone.

Le chou

Ce légume crucifère est riche en indole-3-carbinol qui évacue l'oestrogène ou l'hormone féminine. La recherche montre que la consommation de 500 grammes pendant 7 jours évacue la moitié des oestrogène chez les hommes, ce qui rend plus efficace la production de testostérone.

Les asperges

Les pointes d'asperges sont aphrodisiaques. Elles contiennent de la vitamine E, du potassium et de l'acide folique, qui sont tous essentiels pour la production de testostérone.

Les bananes

Ce fruit permet d'augmenter le niveau de testostérone par l'enzyme bromélaïne. Elles sont également une excellente source d'énergie à libération lente, parfaites pour une nuit passionnée.

La pastèque

Ce fruit rafraîchissant contient de la citrulline, un acide aminé que le corps transforme en arginine, ce qui augmente le flux sanguin.

Ginseng

Une recherche en 2002 a révélé que le ginseng rouge coréen contribue à améliorer la dysfonction érectile jusqu'à 60 pour cent.

Les amandes

Une poignée de ces fruits secs est une riche source de zinc, qui augmente la testostérone et améliore la libido. Elles augmentent la libido des hommes et des femmes.

Les huîtres

Ce plaisir de fruits de mer est la source de zinc la plus abondante.

Les flocons d'avoine

Ils contiennent non seulement du zinc, mais aussi de l'arginine et riche en vitamines B, qui stimulent la performance sexuelle.

Les agrumes

Ces fruits réduisent la quantité de cortisol dans le corps, ce qui augmente la testostérone. Ils contiennent également de la vitamine A, ce qui est essentiel dans la production de testostérone et aide à réduire l'oestrogène.

Les épinards

Les feuillus verts abaissent la quantité d'oestrogènes. Ils sont également riches en vitamine C, E et en magnésium, qui participent tous à la constitution de la testostérone.

Le saumon sauvage

Mis à part des quantités élevées d'acides gras oméga-3, la vitamine B, ainsi que le magnésium, ce poisson réduit le taux de globuline liant l'hormone sexuelle, ce qui rend la testostérone inactive. Ainsi, vous avez plus de testostérone libre ou active.

L'avocat

Comme mentionné précédemment, les hommes ont besoin de consommer de bonnes quantités de gras mono-insaturés comme les huiles végétales et les noix.

Les avocats sont une riche source d'AGMI. Ces graisses réduisent également le mauvais cholestérol, en plus de stimuler le taux de testostérone.

Le thon

Si vous ne recevez pas assez de soleil, alors mangez plus de thon. Il est riche en vitamine D qui stimule la production de testostérone jusqu'à 90 pour cent. La vitamine du soleil est également essentielle pour garder une bonne quantité de spermatozoïdes et un sperme de qualité.

La viande

Comme mentionné plus haut, un régime alimentaire sans viande tue votre testostérone. Cependant, vous ne devriez consommer que ce dont votre corps a besoin. Manger des quantités élevées de gras saturés diminue la testostérone. Le boeuf nourri à l'herbe et la viande de bison sont de bonnes options. Rappelez-vous de choisir une viande bio dans la mesure du possible pour éviter les hormones oestrogéniques injectées dans la viande.

Les crevettes

La consommation de ce crustacé est un moyen sûr d'augmenter votre vitamine D, qui est liée à l'augmentation de testostérone. De plus, les hommes et les femmes ayant des taux élevés de vitamine D dans le sang ont des muscles inférieurs et supérieurs plus forts. Vous pouvez également obtenir cette vitamine dans le maquereau, la sardine, le saumon, œufs de poules élevées en plein air, et le hareng.

Les graines de citrouille

La recherche montre qu'un taux de zinc faible est lié à faible taux de testostérone. Ces graines sont une excellente source de minéraux, qui est impliqué dans diverses réactions enzymatiques, y compris la production de testostérone. Vous pouvez également plus de zinc dans les lentilles, les noix de cajou, les graines de sésame, les germes de blé, le steak, le poulet, la dinde et le crabe.

L'huile de noix de coco et l'huile d'olive

L'huile de coco est une source de graisses saturées. Vous pouvez obtenir jusqu'à 10 pour cent de vos calories de cette graisse sans augmenter votre risque de problèmes cardiaques. Le chocolat, l'huile de palme rouge, l'agneau, le steak, les produits laitiers entiers, et le beurre sont également d'excellentes sources d'acides gras saturés.

Cette graisse est aussi une excellente source d'huile de TCM, une excellente source d'énergie qui contribue à augmenter le taux métabolique, stimule les hormones de la thyroïde, et améliore les performances cognitives.

Comme mentionné précédemment, une quantité saine de graisses mono-insaturées vous feront paraître plus viril et de manière durable. Une étude a révélé que consommer de l'huile d'olive pendant 2 semaines comme la principale source de matière grasse augmente le taux de testostérone jusqu'à 17 pour cent.

De plus, cette huile saine est une excellente source d'antioxydants et possède des propriétés anti-inflammatoires. Ajouter 1 à 2 cuillères à soupe de cette graisse à votre salade quotidienne.

Le son de blé

Le son de blé est riche en fibres et une excellente source de magnésium. La recherche montre que plus la quantité de ce minéral est grande plus la testostérone augmente, en particulier lorsque vous faites des exercices HIIT. Vous pouvez ajouter du son de blé à votre shakes de protéines,à la pâte à crêpes et à la farine d'avoine. Vous pouvez également augmenter votre taux de magnésium en consommant des haricots, du beurre, du beurre d'arachide, les graines de tournesol, du son d'avoine, des céréales, les amandes et la poudre de cacao.

La ricotta

La meilleure source de protéines est ce produit laitier. La protéine de lactosérum est riche en acides aminés, ce qui diminue le taux de cortisol dans le corps, en particulier au cours de la récupération après un entraînement intense. Ajouter le kéfir, le yogourt, le lait et la poudre de protéines de lactosérum dans votre alimentation pour obtenir plus d'acides aminés.

Des fraises

Elles sont la meilleure source de vitamine C, mais aussi d'antioxydants puissant, ce qui abaisse le niveau de cortisol, en particulier après des séances d'entraînement durs.

Le céleri

Son odeur seule peut augmenter le taux de testostérone! Il contient de l'androsténone et androstenol, deux stérols végétaux importants. En se basant seulement sur les noms, il est possible de comprendre qu'ils ont un effet significatif sur la production et l'action des androgènes.

Ils sont également une excellente source de flavonoïdes, dont certains sont des agents anti-oestrogéniques comme la lutéoline et certains sont des boosters naturels de testostérone, comme l'apigénine.

Les fèves

Les fèves contiennent la dopa, ce qui augmente les niveaux de dopamine dans le cerveau, qui augmente le taux de testostérone. La dopa stimule également l'hormone de croissance humaine, qui construit plus de muscle.

Les brocolis

Ils contiennent du diindolemethyl (DIM), un composé anti-oestrogène puissant. Il améliore le métabolisme des oestrogènes, ce qui permet une production plus élevée de testostérone.

Les autres aliments qui aident aussi à stimuler la production de testostérone sont les suivants:

- Les pommes de terres, tous les types, elles sont une excellente source de glucides sans gluten.

- Noix de macadamia

- La gélatine de boeuf

- Les noix du Brésil

- Les raisins secs

- Le persil

- Le gingembre

- Les produits à base de cacao brut

- Le sel réel

- L'huile d'argan

- Les champignons de Paris

- Le bicarbonate de soude

- La viande de boeuf (nourri au pâturage) séchée

- La viande hachée bio

- Le fromage bleu

- Les baies sombres, comme les baies d'açai, les mûres et les myrtilles

- Le sorgho

- Les oignons

Les suppléments qui aident à la production de testostérone

Si vous êtes en avez les moyens, vous pouvez augmenter vos apports en vitamines et minéraux en prenant des suppléments. Voici quelques boosters nutritionnels qui ont reconnus comme producteurs d'effets positifs significatifs sur le taux de testostérone.

La vitamine D3

Ce n'est pas vraiment une vitamine, mais une hormone qui procure des avantages importants pour la santé du corps, elle est vitale pour la production de testostérone. c'est l'élément précurseur de la production de vitamine D.

Le corps ne peut pas créer la vitamine du soleil naturellement. Pendant les mois d'hiver et quand vous passez moins de temps à l'extérieur, vous êtes enclin à une carence en vitamine D, ce qui contribue à un niveau bas de testostérone.

Des études montrent que la prise de 3332 UI de vitamine D3 pendant 1 an augmente le niveau de testostérone jusqu'à 25,2 pour cent. Si vous avez la peau foncée, vous devrez peut-être prendre une dose plus élevée, environ 4000 UI.

De plus, vous pouvez également augmenter votre vitamine D en vous exposant aux rayons UV en vue de stimuler la testostérone.

Zinc

La carence en zinc n'est pas commune. Les recherches montrent que 30 milligrammes de zinc par jour augmente le taux de testostérone active dans le corps des hommes atteints d'hypogonadisme. Si vous êtes un homme en bonne santé de 19 ans et plus, il vous suffit de prendre tous les jours 11 milligrammes, si vous consommez déjà la quantité quotidienne recommandée, vous n'en aurez pas besoin.

Vous ne devez jamais prendre plus que la dose journalière recommandée soit plus de 40 milligrammes étant donné qu'une consommation trop importante de ce minéral peut conduire à une toxicité avec des symptômes de crampes abdominales, de la diarrhée, des vomissements, des maux de tête et des nausées.

Magnésium

Cette carence est plus fréquente que la carence en zinc. La posologie quotidienne recommandée de ce minéral est de 420 mg pour les hommes adultes. Pour améliorer votre production de testostérone, prenez environ 750 milligrammes par jour pendant 1 semaine et observez ce qu'il se passe.

Les points clés

*   Dormez pendant 8 à 9 heures tous les soirs pour aider votre corps à réguler le niveau de cortisol et produire de la testostérone efficacement pendant votre sommeil. Se réveiller avec une érection est un signe certain que vous êtes plus viril.

- Trouver des moyens pour lutter contre le stress et réduire la production de cortisol.

- Les hommes ayant une alimentation faible en gras et riche en acides gras polyinsaturés (AGPI) ont tendance à avoir un taux de testostérone significativement plus faible. Consommer plus de graisses monoinsaturées et les acides gras saturés.

- Consommez 25 à 40 pour cent de vos besoins en calories tous les jours de AGMI et AGS.

- Vous pouvez consommer 25 pour cent de vos besoins en calories par jour en matières grasses lorsque vous réduisez votre consommation AGPI.

- Si vous consommez des graisses poly-insaturés, il est préférable de manger entre 30 à 40 pour cent de vos besoins en calories provenant de lipides.

- Ne pas dépasser 40 pour cent de vos besoins en calories par jour en matières grasses puisque vous devez garder de la place pour les protéines et les glucides.

- Le ratio efficace de glucides et de protéines pour stimuler la testostérone est de 2: 1. Consommer au moins 2 grammes de glucides et ni plus ni moins d'1 gramme de protéines par 1 livre de votre poids chaque jour.

- La caféine contribue à stimuler le niveau de testostérone, mais limitez votre consommation à 200 milligrammes de caféine, environ 2 tasses de café par jour.

- Environ 0.5 grammes par kilogramme d'alcool ou 10% en poids par volume,   fait augmenter légèrement votre taux de testostérone. Un dosage plus élevé sabote votre testostérone.

- Un gramme par kilogramme d'alcool, environ 1/2 verre de vodka pour la plupart des hommes, pris après l'entraînement augmente la testostérone de

100 pour cent. Cependant, ne faites aucun entraînement avec une gueule de bois ou en état d'ébriété. Vous tuerez votre testostérone.

- Éviter les produits avec des xénoestrogènes, tels que des récipients en plastique, l'essence, les pesticides, les produits contenant du bisphénol A (BPA), comme la matière plastique utilisée dans des bouteilles d'eau et les produits recouverts de résines époxy, tels que les cannettes et contenants alimentaires.

- Choisissez des aliments et des produits bio.

- La meilleure séance d'entraînement pour augmenter votre taux de testostérone implique des poids et un entraînement fractionné à haute intensité (HIIT)

- Vous sur-entraîner diminue votre hormone, car vous ne donne pas à votre corps la possibilité de récupérer et de réguler le niveau de cortisol sécrété au cours d'une séance d'entraînement. Donner à votre corps suffisamment de temps pour se reposer est vital.

- Le sexe augmente la testostérone de 72 pour cent tandis que la masturbation n'augmente la testostérone que de 11 pour cent. De plus, un taux de testostérone élevé augmente votre libido, ce qui vous amène à un cercle vertueux.

- Prendre un bain aide à renforcer votre virilité. Les testicules ont de meilleurs résultats quand ils sont environ 87 à 96 degrés Fahrenheit soit 30 à 35 degrés celsius. Des températures plus élevées affectent négativement la spermatogenèse, la synthèse de l'ADN et la production de testostérone

.

- Prendre un bain froid améliore la qualité de votre sommeil, essentiel dans la production de testostérone puisque le corps produit l'hormone dont il a besoin pour la journée pendant que vous dormez.

- Savoir ce qu'il faut mettre dans votre corps est tout aussi important pour devenir plus viril. La bonne nourriture et des suppléments optimiseront la capacité de votre corps à produire de la testostérone.

Derniers mots

Merci encore d'avoir acheté ce livre! J'espère vraiment que ce livre sera en mesure de vous aider.

La prochaine étape est pour : <u>**vous abonner à notre Newsletter**</u> pour recevoir des informations liées à la publication de nos derniers livres ou les promotions à venir. Vous pouvez vous inscrire gratuitement et en prime, vous recevrez également notre livre « Remise en forme: 7 erreurs que vous ne savez pas que vous commettez ». Ce livre bonus mets en lumière les erreurs de fitness les plus courantes et démystifie beaucoup de complexités et d'éléments scientifiques en lien avec le fitness. Avoir toutes ces connaissances dans un livre, organisées étape par étape va vous aider à démarrer dans la bonne direction dans votre aventure de remise en forme! Pour vous joindre à notre newsletter gratuite et obtenir votre livre gratuit, s'il vous plaît visitez le lien et

inscrivez vous: **www.hmwpublishing.com/gift**

Enfin, si vous avez aimé ce livre, je voudrais vous demander une faveur, seriez-vous assez aimable pour laisser un commentaire ? Ce serait vivement apprécié!

Merci et bonne chance dans votre aventure !

A PROPOS DU CO-AUTEUR

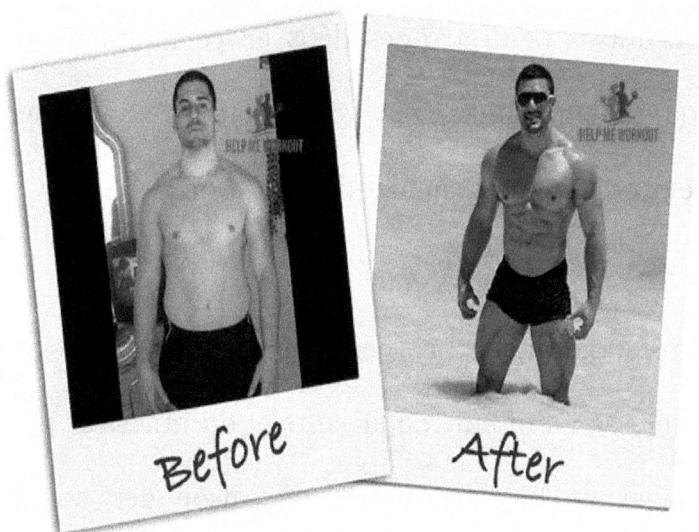

Before   After

Mon nom est George Kaplo; Je suis un entraîneur personnel certifié de Montréal au Canada. Je commencerai par dire que je ne suis peut-être pas l'homme le plus grand que ayez jamais rencontrés et cela n'a jamais vraiment été mon objectif. En fait, j'ai commencé à m'entraîner pour surmonter ma plus grande insécurité quand j'étais plus jeune, qui était ma confiance en moi. Cela était dû à ma taille, ne mesurant qu' 1m68, cela m'a poussé vers le bas et m'a empêcher de tenter ma chance pour réaliser ce dont je rêvais dans la vie. Vous rencontrez peut-être des défis en ce moment, ou vous voulez tout simplement vous remettre en forme, et je peux certainement m'identifier.

En ce qui me concerne, je me suis toujours un peu intéressé au monde de la santé et du fitness et je voulais gagner un peu de muscle en raison des nombreuses brimades que j'ai subi dans mon adolescence sur ma taille et mon corps en surpoids. Je me suis dit que je ne pouvais pas changer ma taille, mais je pouvais changer ce à quoi mon corps ressemblait. Ce fut le début de mon voyage de transformation. Je ne savais pas où commencer, mais je me suis lancé. Je me sentais inquiet et j'avais parfois peur que d'autres personnes se moquent de moi si il m'arrivait de faire les exercices dans le mauvais sens. J'ai toujours souhaité avoir un ami à mes côtés, assez bien informé pour m'aider à démarrer et « me montrer les ficelles. »

Après beaucoup de travail, d'études et d'innombrables essais et erreurs. Certaines personnes ont commencé à remarquer que j'étais en meilleure forme et que je commençais à beaucoup m'intéresser à ce sujet. Cela a conduit beaucoup d'amis et de nouveaux visages à venir me voir et me demander des conseils de remise en forme. Au début, cela me semblait étrange quand les gens me demandaient de les aider à se mettre en forme. Mais ce qui m'a poussé à continuer c'est le fait qu'ils aient commencé à voir des changements dans leur propre corps et m'ont dit que c'était la première fois qu'ils voyaient des résultats concrets! A partir de là, plus de gens ont continué à venir à moi, et cela m'a fait prendre conscience qu'avoir autant lu et étudié dans ce domaine, c m'avait aidé, mais cela me permettait aussi d'aider les autres. Je suis maintenant un coach sportif personnel entièrement certifié et j'ai formé de nombreux clients à ce jour qui ont obtenu des résultats étonnants.

Aujourd'hui, mon frère Alex Kaplo (également un coach sportif personnel certifié) et moi possèdons et exploitons cette maison d'édition, où nous permettons à des auteurs passionnés et experts d'écrire sur des sujets de santé et de remise en forme. Nous nous nous occupons également d'un site de remise en forme en ligne « HelpMeWorkout.com » et j'aimerais que nous puissons créer un lien avec vous, c'est pourquoi nous invitons à visiter le site Web à la page suivante et à vous inscrire à notre newsletter e-mail (vous obtiendrez même un livre gratuit).

Enfin, et surtout, si vous êtes dans la position j'ai moi-même été et que vous voulez quelques conseils, n'hésitez pas à me contacter … Je serai là pour vous aider!

Votre ami et entraîneur,

George Kaplo

Entraîneur personnel certifié

Télécharger un autre livre gratuitement

Je tiens à vous remercier d'avoir acheté ce livre et vous offre un autre livre (tout aussi long et précieux que ce livre), «Remise en forme: 7 erreurs que vous ne savez pas que vous commettez», complètement gratuit.

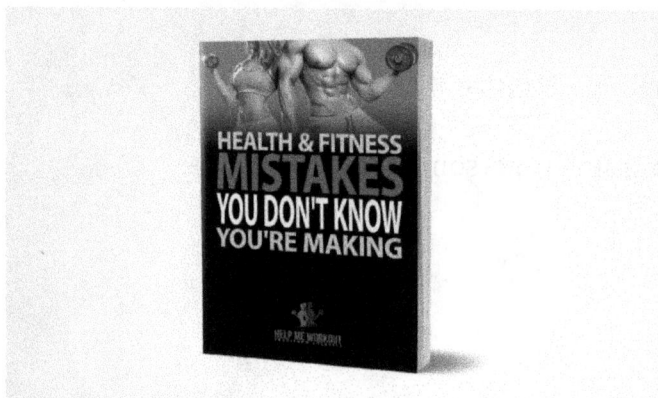

Cliquez sur le lien ci-dessous pour vous inscrire et le recevoir: **www.hmwpublishing.com/gift**

Dans ce livre, je briserai 7 des erreurs de conditionnement physique les plus courantes, certains d'entre les commettent probablement, et je vais vous révéler comment vous pouvez facilement obtenir dans la meilleure forme de votre vie!

En plus de ce livre, vous aurez aussi l'occasion d'obtenir nos nouveaux livres gratuitement, participer à des concours, et recevoir de précieux mails. Encore une fois, voici le lien pour vous inscrire: www.hmwpublishing.com/gift

Droit d'auteur 2017 par HPM Publishing - Tous droits réservés.

Ce document par HPM Publishing appartenant à la société A & G Direct Inc, vise à fournir de l'information exacte et fiable en ce qui concerne le sujet et les problèmes abordés. La publication est vendue avec l'idée que l'éditeur n'est pas tenu de rendre la comptabilité, officiellement autorisé, ou non, des services qualifiés. Si des conseils sont nécessaires, juridique ou professionnel, une personne habilitée dans la profession doit être commandé.

A partir d'une déclaration de principes qui a été acceptée et approuvée également par un comité de l'Association du Barreau américain et un Comité des éditeurs et des associations.

En aucun cas, est-il légal de reproduire, dupliquer ou transmettre une partie de ce document soit par des moyens électroniques ou en format imprimé. L'enregistrement de cette publication est strictement interdite, et tout stockage de ce document n'est pas autorisé, sauf avec la permission écrite de l'éditeur. Tous les droits sont réservés.

L'information fournie est indiqué pour être honnête et cohérente, que toute responsabilité, en termes de manque d'attention ou autrement, par toute utilisation ou abus de toute politique, des processus ou des directions contenues dans la responsabilité solitaire et totale du lecteur destinataire. En aucun cas, aucune responsabilité légale ou le blâme lieu contre l'éditeur pour une réparation, des dommages ou des pertes financières en raison des informations présentes, que ce soit directement ou indirectement.

Les informations sont présentées ici à titre d'information uniquement, et est universel ainsi. La présentation de l'information est sans contrat ou tout autre type d'assurance de garantie.

Les marques de commerce utilisées sont sans consentement, et la publication de la marque est sans autorisation ou soutien par le propriétaire de la marque. Toutes les marques et marques dans ce livre sont pour clarifier fins et sont la propriété des propriétaires eux-mêmes, non affiliés à ce document.

HMW Publishing

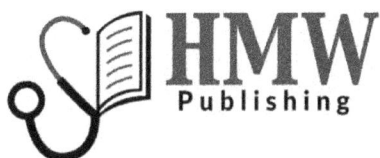

Pour d'autres excellents livres visitez:

HMWPublishing.com

www.ingramcontent.com/pod-product-compliance
Lightning Source LLC
Chambersburg PA
CBHW050731030426
42336CB00012B/1509